BEI GRIN MACHT SICH IHR WISSEN BEZAHLT

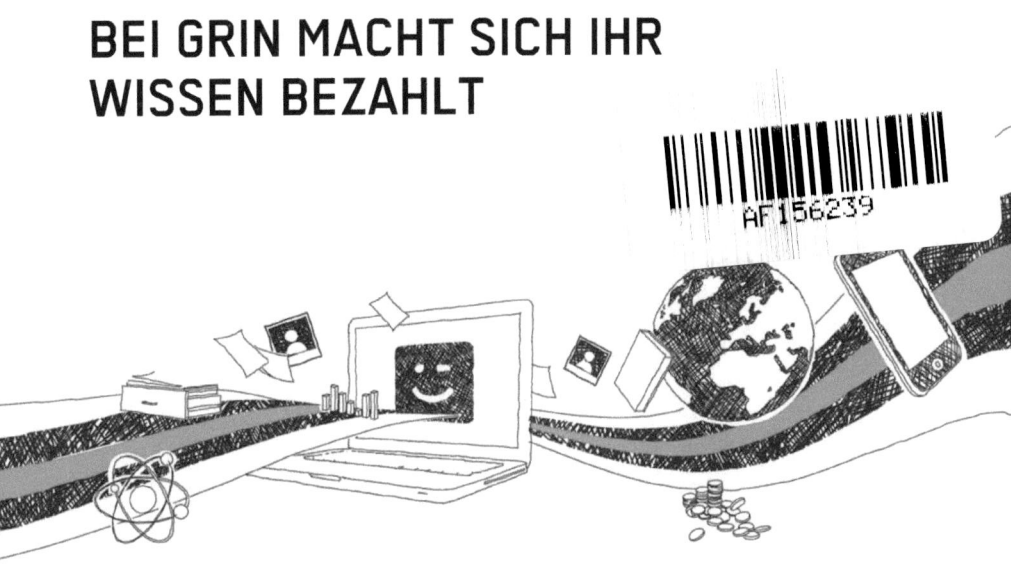

- Wir veröffentlichen Ihre Hausarbeit,
  Bachelor- und Masterarbeit

- Ihr eigenes eBook und Buch -
  weltweit in allen wichtigen Shops

- Verdienen Sie an jedem Verkauf

Jetzt bei www.GRIN.com hochladen und kostenlos publizieren

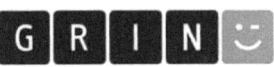

Katja Rosowski

Wie hoch ist der administrative Aufwand des medizinischen Personals im klinischen Betrieb?

GRIN Verlag

Bibliografische Information der Deutschen Nationalbibliothek:

Die Deutsche Bibliothek verzeichnet diese Publikation in der Deutschen National-
bibliografie; detaillierte bibliografische Daten sind im Internet über http://dnb.d-
nb.de/ abrufbar.

Impressum:

Copyright © 2006 GRIN Verlag GmbH
Druck und Bindung: Books on Demand GmbH, Norderstedt Germany
ISBN: 978-3-638-95468-6

Dieses Buch bei GRIN:

http://www.grin.com/de/e-book/87492/wie-hoch-ist-der-administrative-aufwand-
des-medizinischen-personals-im

GRIN - Your knowledge has value

Der GRIN Verlag publiziert seit 1998 wissenschaftliche Arbeiten von Studenten, Hochschullehrern und anderen Akademikern als eBook und gedrucktes Buch. Die Verlagswebsite www.grin.com ist die ideale Plattform zur Veröffentlichung von Hausarbeiten, Abschlussarbeiten, wissenschaftlichen Aufsätzen, Dissertationen und Fachbüchern.

Besuchen Sie uns im Internet:

http://www.grin.com/

http://www.facebook.com/grincom

http://www.twitter.com/grin_com

Hausarbeit

Wahlpflichtfach Krankenhausmanagement

Wie hoch ist der administrative Aufwand des medizinischen Personals im klinischen Betrieb?

vorgelegt von

Katja Rosowski

Hochschule Niederrhein
Fachbereich Wirtschaftsingenieurwesen und
Gesundheitswesen
Studiengang Gesundheitswesen – Technische
Medizinwirtschaft

Sommersemester 2006

III

Abstract

Die Arbeit des medizinischen Personals wird durch immer mehr administrative Aufgaben beeinflusst. Der Umgang mit dem Patienten tritt dadurch immer weiter in den Hintergrund. Doch welche administrative Aufgaben hat das medizinische Personal und wie viel der Arbeitszeit nehmen diese Aufgaben in Anspruch? Diese Arbeit gibt einen Einblick darüber, wer welche administrativen Aufgaben auszuführen hat und wie hoch der zeitliche Aufwand dieser ist. Abschließend werden Überlegungen und Lösungsansätze zur Minimierung des administrativen Aufwands des medizinischen Personals im klinischen Bereich vorgestellt.

Daily work of medical employees becomes more and more influence by administrative tasks. The ambulatory handling with the patients will be reduced. But which are these tasks and how much time is to be spend for it? This essay gives a view about the different tasks and shows how much time is spent by average. Finally, thoughts and possible solutions are presented to reduce the administrative spends of medical employees to a minimum.

Inhaltsverzeichnis

Abbildungsverzeichnis

Tabellenverzeichnis

Abkürzungsverzeichnis

a.a.O.	am angegebenen Ort
AHB	Anschlussheilbehandlung
BGBl	Bundesgesetzblatt
DRG	Diagnosis Related Groups
EDV	elektronische Datenverarbeitung
EEG	Elektroenzephalogramm
EKG	Elektrokardiogramm
ICD	International Classification of Disease and Related Health Problems
KHEntgG	Krankenhausentgeltgesetz
KHG	Krankenhausgesetz
MDK	Medizinischer Dienst der Krankenversicherung
MBO- Ä	Musterberufsordnung für die deutschen Ärztinnen und Ärzte
MTA	Medizinisch Technische Assistenz
OPS	Operations- und Prozedurenschlüssel
PC	Personal Computer
SGB V	Sozialgesetzbuch 5. Buch

1   Einleitung und Begriffsbestimmungen

Die Aufgaben des medizinischen Personals und die damit verbundenen Anforderungen im täglichen Arbeitsleben haben sich mit Einführung der Fallpauschalen[1], des Krankenhausentgeltgesetzes (KHEntgG)[2] und der Diagnosis Related Groups[3] (DRG) durch steigende Bürokratisierung verändert. Die Krankenhäuser stehen finanziell immer mehr unter Druck. Sie bekommen für einen Patienten mit einem bestimmten Krankheitsbild, egal wie lange er stationär behandelt wird, eine bestimmte Vergütung. Kurze Belegungszeiten sind dadurch lukrativ. Die Folge ist eine höhere Durchlaufrate der Patienten. Damit verbunden sind steigende administrative Aufgaben, z.B. durch Arztbriefschreiben.

Mit dieser Hausarbeit werden verschiedene administrativen Aufgaben des medizinischen Personals, die neben der Behandlung und Pflege des Patienten anfallen, erläutert. Es wird aufgezeigt, welchen zeitlichen Aufwand das medizinische Personal für diese Tätigkeiten aufbringen muss, welcher folglich nicht für unmittelbar patientennahe Arbeit genutzt werden kann. Es ist zu überlegen, ob manche dieser administrativen Aufgaben ohne Qualitätseinbußen durch Umstrukturierung, in Form von zusätzlichen Berufsfeldern und Einführung zusätzlicher Technik zu minimieren sind und somit die eigentlichen Aufgaben des medizinischen Personals wieder in den Vordergrund treten können.

Die folgenden Begriffsbestimmungen erläutern, wie der Verfasser die Begriffe erfasst und interpretiert hat und wie sie im weiteren Verlauf der Arbeit verstanden werden sollen.

1.1   Klinischer Betrieb

Unter klinisch versteht man „zur Klinik gehörig", „in der Klinik stattfindend"[4].

Unter einem Betrieb versteht man im Sinne der Betriebswirtschaftslehre eine „Stätte, in der die verschiedenen Produktivgüter nach der Idee, Zielsetzung und Entscheidung des Unternehmers zur Leistungserstellung kombiniert werden. Die Art des Betriebes wird durch die Aufgabe bestimmt, die sich eine Unternehmung im Rahmen des gewählten Wirtschaftszweiges gestellt hat. Die Aufgabe kann bestehen in der Produktion von Sachgütern [...] und

---

[1] Fallpauschalen sind ein Vergütungssystem zur Honorierung vertragsärztlicher Leistungen: Eine Fallpauschale ist ein Pauschalbetrag, mit dem alle ärztlichen Leistungen eines Behandlungsfalls abschließend honoriert werden: § 85 SGB V vom 21. Juli 2004 (BGBl. I S. 1791)

[2] Gesetz über die Entgelte für voll- und teilstationäre Krankenhausleistungen vom 23.04.2002 (BGBl. I S. 1412, 1422), zuletzt geändert durch den Artikel 4 des Gesetztes vom 29.08.2005 (BGBl.. l S. 2570)

[3] DRG bilden die Grundlage für ein leistungsorientiertes Vergütungssystem für Krankenhausleistungen, mit dem alle Behandlungsfälle nach pauschalierten Preisen vergütet werden und sind im § 17b KHG verankert.

[4] o.V.: Großes Wörterbuch Fremdwörter, München: Compact Verlag, 2004, S.288

der Leistung von Diensten."[5] D.h. ein Betrieb ist eine Produktionsstätte, in der Dienst-leistungen oder Güter für den Eigenbedarf oder den Absatz erstellt werden. Man unter-scheidet Privatbetriebe verschiedenster Rechtsform, öffentliche Betriebe mit eigener Rechtspersönlichkeit, gemischte öffentlich- private Betriebe sowie Verwaltungsbetriebe als Träger der staatlichen oder kommunalen Verwaltung.

Zusammenfassend versteht man unter einem klinischen Betrieb die produktionswirtschaft-liche Seite eines Krankenhauses in öffentlicher oder privater Trägerschaft, d.h. der Teil des Krankenhauses, in dem Untersuchungen, Behandlungen und Pflege des Patienten stattfin-den. Nicht zum klinischen Bereich gehören demnach beispielsweise die Verwaltung, Wäscherei und Hausdienste. Ein klinischer Betrieb Krankenhauses lässt sich in einzelne Unterbetriebe, wie z.b. die Stationen, den Operationsbereich und die Funktionsbereiche, wie z.b. Röntgenabteilung, Endoskopie und Labor gliedern.

1.2 Medizinisches Personal

Unter medizinischem Personal versteht man Mitarbeiter eines Unternehmens des Gesund-heitswesens, welche über eine medizinische Ausbildung verfügen und sich mit der Vor-beugung, Erkennung, Behandlung und Nachsorge von Krankheiten und Verletzungen so-wie mit der Pflege und Versorgung Kranker und Verletzter befassen. Berufsgruppen im Bereich des medizinischen Personals sind z.B. Ärzte verschiedener Fachgebiete, Kranken-schwestern und -pfleger, MTA, Arzthelferinnen und Arzthelfer, u.a. nicht zum medizini-schen Personal gehören z.b. Mitarbeiter des Reinigungsdienstes, der Verwaltung oder des Hausmeisterdienstes.

1.3 Administrativer Aufwand

Unter administrativem Aufwand im Allgemeinen versteht man die zu erbringende Leistung im Bereich der Verwaltung. Hierzu gehören das zeitnahe, aufgabenbezogene Erfassen, Betreuen, Leiten, Lenken und Verantworten dynamischer Prozesse.

Auf das medizinische Personal im klinischen Betrieb bezogen versteht man unter administ-rativen Aufwand die allgemeine Organisation der Abteilungen und die dokumentations-technischen Aufgaben des Personals, auf welche im Kapitel 2 dieser Arbeit noch näher eingegangen wird.

---

[5] Kugler et. al.: Betriebswirtschaftslehre der Unternehmung, 5. Auflage, Wuppertal: Europa- Lehrmittel Verlag, 1976, S. 13

2 Überblick über die administrativen Aufgaben des medizinischen Personals im klinischen Betrieb

Ärzte, Pflegekräfte und anderes medizinischen Personal beschäftigen sich nicht ununterbrochen mit den Patienten. Neben den Tätigkeiten der Pflege, Untersuchung und Versorgung haben sie weitere administrative Aufgaben, welche nicht direkt am Patienten erfolgen.

Doch welche Aufgaben haben das medizinische Personal im administrativen Bereich?

Es gibt zwei Aufgabenbereiche, die einen hohen Stellenwert im Bereich der Administration im klinischen Bereich haben: die rein organisatorischen Tätigkeiten und die medizinische Dokumentation.

Im weiteren Verlauf wird auf diese beiden Bereiche detaillierter eingegangen. Die Struktur der administrativen Tätigkeiten ist in nachstehendem Diagramm verdeutlicht.

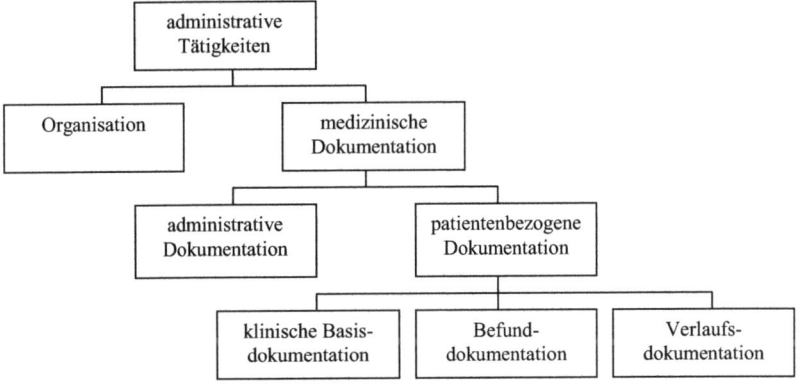

Abbildung 1: Gliederungsschema der administrativen Tätigkeiten

2.1 Organisatorische Tätigkeiten

Die rein organisatorischen Tätigkeiten stellen einen der zwei großen Bereiche der administrativen Aufgaben des Personals dar. Unter Organisieren versteht man planvolles und sinnvolles Gestalten.[6] Der Ablauf in den einzelnen medizinischen Bereichen eines Krankenhauses muss gründlich organisiert und koordiniert werden. Dies geschieht in erster Linie durch die Erstellung von Einsatz- oder den sogenannten Dienstplänen, sowohl für den ärztlichen, als auch für den pflegerischen Dienst.

---

[6] vgl.: o.V.: Großes Wörterbuch Fremdwörter, München: Compact Verlag, 2004, S. 398

Durch diese operative Personalplanung wird der Bedarf an medizinischem Personal unter rechtlichen, arbeitsorganisatorischen und arbeitsmedizinische Faktoren abgedeckt, wodurch eine Patientenversorgung zu jedem Zeitpunkt, im klinischen Bereich bedeutet dies 24 Stunden am Tag, gewährleistet sein muss.[7] Darüber hinaus haben die erstellten Dienstpläne einen betriebswirtschaftlichen Nutzen. Sie dienen neben der Sicherstellung der Versorgung auch den betriebswirtschaftlichen Auswertungen über den Mitarbeitereinsatz und der Verwaltung der Mehr- und Minderstunden.

Um den reibungslosen Ablauf auf Station, im OP, aber auch anderer Funktionsbereiche gewährleisten zu können, muss für diese Bereiche individuell für jeden Tag geplant werden: Die Patientenbelegung der Stationen muss geplant und organisiert, aber auch OP-Pläne und andere Ablaufpläne, wie z.B. für die Endoskopie, die Röntgenabteilung etc. müssen in Abhängigkeit von den zu behandelnden Krankheitsbildern erstellt werden.

Zudem müssen die Stationen und die einzelnen Funktionsbereiche Bestellungen z.B. für Büromaterial, Medikamente, Lebensmittel und die Wäscheversorgung durchführen.

Diese Aufgaben werden meist von dem medizinischen Personal neben der eigentlichen „Arbeit am Patienten" durchgeführt.

Nur durch eine gute Organisation und Planung aller Tätigkeiten lässt sich eine effiziente Struktur schaffen, die den Ablauf für das medizinische Personal erleichtert und die es erlaubt, Patientinnen und Patienten kompetent zu betreuen.

Auch aus rechtlicher Sicht ist die Organisation der Tätigkeiten sehr bedeutsam. Der Krankenhausträger und die leitenden Ärzte haften über die eigentlichen Behandlungsfehler hinaus auch für Organisationsfehler. Das medizinische Personal ist verpflichtet, die Behandlungsabläufe sachgerecht zu organisieren und zu koordinieren und damit die organisatorischen Voraussetzungen für die gebotene Behandlungsqualität sicherzustellen. Die Organisationspflicht schließt eine Pflicht zur nachfolgenden Erfolgskontrolle ein. Wenn sich die gewählten organisatorischen Vorkehrungen dabei nicht als geeignet und wirksam erweisen, die gewünschten Ziele zu erreichen, müssen weitere Maßnahmen ergriffen werden. Die Rechtsprechung hat die Organisationspflichten des Krankenhausträgers und der leitenden Ärzte durch eine Vielzahl von Entscheidungen konkretisiert.[8] Der Verantwortliche haftet im Schadensfall, wenn organisatorische Mängel mit zu der Entstehung des Schadens geführt haben.

---

[7] vgl.: Häber/ Eichstädter/ Haux: Rechnerunterstützte Dienstplanung in der Pflege
Internet: http://www.klinikum.uni-heidelberg.de/fileadmin/pflegebereich/publikationen/dvd_artikel1.pdf,
19.07.2006
[8] vgl.: Wienke: Organisationsverschulden in Klinik und Praxis: Ärztliche Standards bei strukturellen und organisatorischen Veränderungen, Internet: http://www.egms.de/en/journals/awmf/2006-3/awmf000076.shtml
31.07.2006

2.2 Medizinische Dokumentation

Die wohl umfangreichste Aufgabe im Bereich der Administration im klinischen Bereich ist die Dokumentation. Unter Dokumentation versteht man die „Tätigkeiten des Sammelns, Erschließens, Ordnens, Aufbewahrens und gezielten Wiederfindens von Informationen zu spezifischen Frage- oder Aufgabenstellungen".[9]

Alles, was praxisrelevant, vergütungsrelevant, prüfungsrelevant oder juristisch erforderlich ist, wird vollständig, wahr und klar dokumentiert.[10]

Somit hat das Aufzeichnen von Daten zur Sicherung der Informationen vielschichtige Verwendungszwecke:

- Nachlesen und Nachprüfen von Informationen

- Abrechnung erbrachter Leistungen

- Sammeln von Daten für statistische Erhebungen und Forschung

- Klinische Aus- und Weiterbildung

- Aufzeigen von Leistungen im juristischen Sinne

- Nachkommen der gesetzlichen Verpflichtungen[11]

Die Art der Dokumentation hat sich im Laufe der Zeit verändert. Die medizinische Dokumentation hat durch die gesetzlichen Qualitätssicherungsmaßnahmen[12] und für die Abrechnung stationärer Fälle mittels Diagnosis Related Groups (DRG) einen deutlich höheren Stellenwert im Gesundheitswesen bekommen. Es reicht nicht mehr aus, die Diagnosen und Leistungen auf den Stationen, in den Operationssälen und den Funktionsbereichen zu erfassen. Die dokumentierten Informationen müssen zusätzlich unter Verwendung gesetzlich vorgeschriebener Klassifikationen verschlüsselt werden. Die medizinische Falldokumentation muss so aufbereitet werden, dass Zusammenhänge zwischen Diagnostik und Therapie und dem Erkenntnisstand von Medizin und Pflege nachvollziehbar sind.

---

[9] Leiner/ Gaus/ Haux/ Knaup-Gregori/ Pfeiffer: Medizinische Dokumentation, Grundlagen einer qualitätsgesicherten integrierten Krankenversorgung, 5. Auflage, Stuttgart: Schattauer GmbH, 2006, S. 178
[10] Lay: Ethik in der Pflege. Ein Lehrbuch für die Aus-, Fort- und Weiterbildung, Hannover, Schlütersche Verlagsgesellschaft, 2004, S. 157
[11] vgl.: Schäffler/ Menche/ Bazlen/ Kommerell (Hrsg.): Pflege Heute, 1.Auflage, München/ Jena: Urban & Fischer Verlag, 1997, S. 35
[12] vgl.: o.V.: (Muster-) Berufsordnung für die deutschen Ärztinnen und Ärzte, Internet: http://www.bundesaerztekammer.de/30/Berufsordnung/10Mbo/index.html#B2, §5, 10.07.2006

2.2.1 Dokumentationspflicht

Die medizinische Dokumentation hat neben der Aufgabe der Gedächtnisstütze für das medizinische Personal auch die Aufgabe der Wahrung der Interessen des Patienten.

Die medizinische Dokumentationspflicht ist in der „Berufsordnung für die deutschen Ärztinnen und Ärzte" (MBO-Ä) im Paragraph 10 Absatz 1 als rechtliche Pflicht verankert.[13] Dadurch wird sie zu einer vertraglichen Nebenpflicht des Behandlungsvertrages. Wird unvollständig dokumentiert, so kann es im Streitfall für den Arzt oder das Krankenhaus zu einer Beweislastumkehr kommen.[14] Aus diesem Grund ist eine vollständige, lückenlose und zeitnahe medizinische Dokumentation für den Patienten und das medizinische Personal unerlässlich.

Die Inhalte der Dokumentation müssen in unveränderlicher Form auch noch nach 10 Jahren zur Verfügung gestellt werden können.

2.2.2 Typische medizinische Dokumentationen

In einem Krankenhaus fallen für jeden einzelnen Patienten unterschiedlichste Sachverhalte an, welche zu dokumentieren sind. Diese Daten und Dokumente werden in einer für jeden Patienten angelegten Krankenakte gesammelt. Die Krankenakte beinhaltet eine Reihe von Teildokumentationen, welche von den unterschiedlichsten Berufsgruppen des medizinischen Personals erstellt werden. So müssen z.b. Angaben zur Person, Angaben von Diagnosen und medizinischen Maßnahmen, Detailangaben zu Einzelbefunden und der Verlauf dokumentiert werden. Die medizinische Dokumentation lässt sich in zwei Bereiche gliedern. Zum einen die patientenbezogene Dokumentation, zum anderen die administrative Dokumentation.[15]

---

[13] vgl.: o.V.: (Muster-) Berufsordnung für die deutschen Ärztinnen und Ärzte,
Internet: http://www.bundesaerztekammer.de/30/Berufsordnung/10Mbo/index.html#B2, 10.07.2006
[14] vgl.: Semler: Medizinische Dokumentation: Rechtliche Aspekte der digitalen Archivierung, Deutsches Ärzteblatt 97, Ausgabe 36 vom 08.09.2000,
Internet: http://www.aerzteblatt.de/v4/archiv/artikel.asp?src=suche&id=24107, 02.08.2006
Erläuterung: Bei eventuellen Klagen muss unter bestimmten Voraussetzungen nicht der klagende Patient, sondern der Mediziner oder das Krankenhaus Ursachenzusammenhänge, meist in Form von Dokumentationen, beweisen.
[15] vgl.: Blum/ Müller: Dokumentationsaufwand im Ärztlichen Dienst der Krankenhäuser,
Repräsentativerhebung des Deutschen Krankenhausinstituts,
Internet: http://www.dkgev.de/pdf/175.pdf, 13.07.2006

2.2.2.1 Administrative Dokumentation

Die administrative Dokumentation erfolgt in wesentlich zu Verwaltungszwecken. Beispielsweise bei Anfragen von Kostenträgern bzw. des MDK und deren Beantwortung für Kostenübernahmeerklärungen, Verlängerungsanträge, Einzelfallprüfungen und beim Ausfüllen von Anträgen, Bescheinigungen, Formularen. Auch die patientenbezogene Darstellung der Diagnosen und erbrachten Leistungen in Form von ICD und OPS gehört mit zur administrativen Dokumentation. Weiterer administrativer Aufwand entsteht durch das Schreiben von Anträgen für AHB, Kuren und Rehabilitationen.[16]

2.2.2.2 Patientenbezogene Dokumentation

Die patientenbezogene Dokumentation erfasst den Behandlungsverlauf des Patienten. Sie beginnt mit der Dokumentation der Anamnese und der Aufnahmeuntersuchung und endet mit der Erstellung des endgültigen Entlassungsberichts. Zusätzlich müssen während des Aufenthaltes folgende Dinge dokumentiert werden: Aufklärungsgespräche, Konsile sowie Erstellung von Konsilanforderungen, OP-, Verlegungs- und vorläufige Entlassungsberichte.[17]

Im Krankenhaus typische patientenbezogene Dokumentationen sind die klinische Basisdokumentationen, die Befunddokumentationen und die Verlaufsdokumentationen.[18]

2.2.2.2.1 Klinische Basisdokumentationen

Die klinische Basisdokumentation verfolgt den Zweck, die Daten und Inhalte der Patientenakte nicht nur unter dem Aspekt der Diagnose und Therapie zu sehen, sondern auch für inhaltliche Fragestellungen, wie statistische Auswertungen, Kostenanalyse und zu Forschungszwecken, zur Verfügung zu stehen. Dazu werden nur wichtige Inhalte, wie allgemeine Patientenangaben mit Alter, Geschlecht, Verweildauer und Entlassungsart, Anamnese, Diagnosen, Therapien und Therapieerfolge dokumentarisch erfasst und aufgearbeitet.[19]

---

[16] vgl.: Blum/ Müller: a.a.O.
[17] vgl.: Blum/ Müller: a.a.O.
[18] vgl.: Leiner/ Gaus/ Haux/ Knaup-Gregori/ Pfeiffer: a.a.O., S. 72 ff.
[19] vgl.: Leiner/ Gaus/ Haux/ Knaup-Gregori/ Pfeiffer: a.a.O., S. 72 f.

2.2.2.2.2 Befunddokumentationen

Die Befunddokumentation enthält im Gegensatz zu den Basisdokumentationen Detailangaben zu den Einzelbefunden. Eine Befunddokumentation ist wesentlicher Bestandteil einer Patientenakte. Sie beinhaltet Laborbefunde, Röntgenbefunde, EEG– und EKG-Befunde, Befunde körperlicher Untersuchungen und viele Befunde mehr. Aufgrund der vielen verschiedenen Arten von Befunden, gibt es keine einheitliche Strukturierung. Sie reicht von z.b. tabellierten Laborwerten bis zu frei formulierten Radiologiebefunden. Eine standardisierte Befunddokumentation ist aus diesem Grunde fast unmöglich.[20]

2.2.2.2.3 Verlaufsdokumentation

Die Verlaufsdokumentation beinhaltet den zeitlichen Verlauf der Befunde eines Patienten. Beispiele für die Verlaufdarstellung quantitativer Befunde sind Fieberkurve, der Verlauf des Blutzuckerspiegels oder der Blutdruckverlauf. Qualitative Befunde können in Verlaufstabellen dargestellt werden. Die einfachste Form der Verlaufsdokumentation ist aber die Verlaufsnotiz. Ein Dokument, indem neben dem Datum und der Uhrzeit Eintragungen im Freitext gemacht werden.[21]

---

[20] vgl.: Leiner/ Gaus/ Haux/ Knaup-Gregori/ Pfeiffer: a.a.O., S. 73 f
[21] vgl.: Leiner/ Gaus/ Haux/ Knaup-Gregori/ Pfeiffer: a.a.O., S. 74

3 Zuständigkeit für administrative Aufgaben nach Berufsgruppen

Wie in Kapitel 2 erwähnt, hat das medizinische Personal neben der Arbeit, die am Patienten erfolgt, viele andere administrative Aufgaben. Diese Aufgaben sind unter dem medizinischen Personal klar aufgeteilt. So hat jede Berufsgruppe des medizinischen Personals ihre eigenen Aufgaben, welche nochmals untereinander, meist durch die Dienststellung unterteilt werden. Wenn man dies spezifisch auf die Berufsgruppen bezieht, haben Ärzte andere administrative Aufgaben als z.b. Pflegekräfte. Die Berufsgruppe der Ärzte lässt sich, wie auch die der Pflegekräfte, noch weiter in ihre Hierarchien unterteilen: z.b. in Chefärzte, Oberärzte, Stationsärzte, Ärzte im Praktikum, oder auf das Pflegepersonal bezogen, Stationsleitung, Pfleger/ Schwester, Schwesternschülerin/ Pflegeschüler. So lassen sich auch das Personal der Funktionsbereiche eines Krankenhauses in ihre Hierarchien aufschlüsseln, bei der jede Ebene ihre eigenen administrativen Aufgaben zu erfüllen hat.

Wer vom medizinischen Personal, welche administrativen Aufgaben hat, wird im weiteren Verlauf dieses Kapitels erläutert.

3.1 Administrative Aufgaben der Ärzte

Die Berufsgruppe der Ärzte hat neben ihrer Tätigkeit am Patienten ein hohes Maß an administrativen Aufgaben wahrzunehmen. Es müssen OP- und Dienstpläne erstellt werden, externe und interne Besprechungen sowie Fortbildungen geplant werden, Arztbriefe und Befunde geschrieben bzw. diktiert und korrigiert werden, OP-Berichte geschrieben, Anordnungen abgezeichnet, Anträge und Anfragen der Krankenkassen bearbeiten und zudem noch Diagnosen und Therapien kodiert bzw. verschlüsselt werden. Es ist von Haus zu Haus unterschiedlich, wer welche administrativen Tätigkeiten auszuführen hat.

Definitiv ist aber, dass jeder Arzt den Verlauf „seiner" Patienten organisieren und dokumentieren muss. Dazu zählt die einzelnen Befundschreiben der Untersuchungen und den abschließenden Arztbrief zu verfassen, die Diagnosen und Therapien kenntlich zu machen und gegebenenfalls zu kodieren, um sie wie in §301 SGB V gefordert an die Krankenkassen weiterleiten zu können. Aber auch den Weg des Patienten von der Aufnahme bis zu Entlassung zu organisieren, so dass Untersuchungen und Therapien in sinnvoller Weise durchgeführt und eventuelle Aufklärungsgespräche zu gegebenen Zeiten stattfinden. Kurz gesagt, einen reibungslosen Ablauf des Aufenthalts des Patienten zu gewährleisten, ohne dem Patienten zusätzlichen Schaden zuzufügen.

3.2 Administrative Aufgaben des Pflegepersonals auf Station

Auch das Pflegepersonal hat neben der eigentlichen Versorgung des Patienten vielfältige administrative Aufgaben zu bewältigen. Es müssen Dienstpläne erstellt, Behandlung von Patienten koordiniert, die Bettenbelegung geplant, Bedarfsbestellung, wie z.b. Apotheke, Büromaterial und Wäsche ausgeführt, Schulungen geplant, die Patientenakten geführt und die Pflegedokumentation durchgeführt werden.

Die administrativen Aufgaben des Pflegepersonals werden meist untereinander aufgeteilt, so dass es keine einheitliche Regelung gibt, dass immer die selbe Pflegekraft die gleichen Aufgaben ausführt. Die Dienstplanerstellung liegt im Aufgabenbereich der Leitungskräfte, also der Stationsleitung.

3.3 Administrative Aufgaben des sonstigen medizinischen Personals

Die administrativen Tätigkeiten des medizinischen Personals in den Funktionsbereichen eines Krankenhauses kann man bei einer ganzheitlichen Betrachtung nicht außer acht lassen. Auch für diese Bereiche müssen Dienstpläne erstellt werden, um eine 100%-ige Versorgung der Patienten gewährleisten zu können. Die Behandlungen oder Untersuchungen der Patienten müssen koordiniert, geplant und dokumentiert werden und auch hier müssen Bedarfsbestellungen durchgeführt werden.

Betrachtet man z.B. die Endoskopie eines Krankenhauses der Grundversorgung, so kann man erkennen, welche administrativen Aufgaben für das medizinische Personal dort anfallen. Die Anforderungen nach Untersuchungen von den Stationen und von ambulanten Patienten liegen morgens vor und müssen in einen sinnvollen Ablaufplan eingefügt werden. Das Personal, welches für diesen Tag Dienst laut Dienstplan hat, muss auf die unterschiedlichen Untersuchungsräume aufgeteilt werden. Nachdem alles organisiert und geplant wurde, können die Patienten mittels Ablaufplan einbestellt werden. Während der Untersuchungen müssen Medikamente, u.a. dokumentiert und eventuelle Proben für den Versand in das Labor gekennzeichnet werden. Bei jeder Untersuchung wird Material in Form von Spritzen, Medikamenten, Wäsche etc. verwendet, welches bei Bedarf neu bestellt werden muss.

4 Umfang des administrativen Aufwands des medizinischen Personals

In den vorangegangenen Kapiteln wurden die unterschiedlichen administrativen Aufgaben des medizinischen Personals im klinischen Bereich erläutert. Aber wie hoch ist der zeitliche Aufwand der administrativen Aufgaben, den das medizinische Personal mit diesen Aufgaben hat?

Wie in Tabelle 1 dargestellt, ist die durchschnittliche Verweildauer der Patienten immer kürzer geworden.

Grunddaten der Krankenhäuser, Betten, Patienten: Deutschland, Jahr				
Jahr	Krankenhäuser	Betten	Patienten	Durchschnittliche Verweildauer
	Anzahl	Anzahl	Anzahl	Tage
1998	2263	571629	15952070	10,7
1999	2252	565268	16260785	10,4
2000	2242	559651	16486672	10,1
2001	2240	552680	16583906	9,8
2002	2221	547284	17432272	9,2
2003	2197	541901	17295910	8,9
2004	2166	531333	16801649	8,7

Quelle: Statistisches Bundesamt Deutschland 2006

Tabelle 1: Entwicklung der Patientenzahl und der durchschnittlichen Verweildauer

Patienten werden in immer kürzerer Zeit aufgenommen und wieder entlassen. Die durchschnittliche Verweildauer wird von Jahr zu Jahr kürzer.[22] Waren es im Jahr 1998 durchschnittlich noch 10,7 Tage die ein Patient pro Behandlung im Krankenhaus verbrachte, sind es 2004 durchschnittlich nur noch 8,7 Tage. Eine weitere Senkung der durchschnittlichen Verweildauer ist zu erwarten. Experten schätzen eine Senkung der Verweildauer auf 6,2 Tage.[23]

Die Folge ist, dass die administrativen Aufgaben in immer kürzerer Zeit ausgeführt werden müssen.

Dem gegenüber zu stellen ist, dass das medizinische Personal nicht weiter aufgestockt wird. Lediglich im Bereich des ärztlichen Dienstes kann man, wie in Tabelle 2 dargestellt, im Vergleich 2002 zu 2004 ein Plus von knapp 3% erkennen, während im Bereich des nichtärztlichen Personals die Zahlen ab 2002 stark rückläufig sind und für diesen Zeitraum ein Minus von knapp 5% verbucht werden muss.

---

[22] vgl.: o.V.: Statistisches Bundesamt, Internet: https://www-genesis.destatis.de/genesis/online/Online; jsessionid=4F1C55039E29727D6BBA3DA3179E2CF6.tc1?operation=logon&xsloutput=Hauptmenu&onexcep tion=logon&language=de&KENNUNG=GAST&PASSWORT=x, 22.07.2006
[23] vgl.: Siems: Den Ärzten fehlt der Nachwuchs, Hohe Arbeitsbelastung, vergleichsweise geringe Bezahlung und schlechte Aufstiegschancen schrecken die Jugend, Internet: http://www.welt.de/data/2005/11/14/803382.html, 20.07.2006

Grunddaten Personal in Krankenhäusern: Deutschland, Stichtag		
Stichtag	Hauptamtliche Ärzte	Nichtärztliches Personal
	Anzahl	Anzahl
31.12.1998	119831	911216
31.12.1999	120608	903155
31.12.2000	122062	897401
31.12.2001	123819	899420
31.12.2002	126047	907871
31.12.2003	128853	890122
31.12.2004	129817	868048

Quelle: Statistisches Bundesamt Deutschland 2006

Tabelle 2: Entwicklung des Personals in Krankenhäusern in Deutschland

Daraus folgt, dass immer mehr Aufgaben in kurzer Zeit von der gleichbleibenden oder gar geringer werdenden Anzahl an Beschäftigten erfüllt werden müssen.

Während ein Arzt früher im Durchschnitt 13 Arztbriefe in einer Woche zu verfassen hatte, hat er heutzutage schon das Doppelte pro Woche nur allein mit diesen Aufgaben zu tun.

Der Prozess der Arztbrieferstellung erfolgt in den meisten Abteilungen eines Krankenhauses durch ein Diktat der Assistenzärzte. Dieses Diktat wird an eine Schreibkraft übergeben. Es folgt ein Korrekturzyklus, an dem in der Regel Assistenz-, Ober- und Chefärzte beteiligt sind. Somit sind an einem Arztbrief mindestens drei Ärzte beteiligt.[24]

Die Aufgabe der Dokumentation des ärztlichen Dienstes umfasst im chirurgischen Klinik-betrieb täglich 2,7 Stunden, im internistischen 3,2 Stunden, ein Fünftel davon für die Ver-waltungsdokumentation[25].

Nach einer Veröffentlichung im Deutschen Ärzteblatt aus dem Jahr 2005 werden 25 bis 40 Prozent der Arbeitszeit eines Krankenhausarztes in Deutschland für arztfremde Dokumen-tationstätigkeiten aufgewendet, Arztbriefe und rein organisatorische Tätigkeiten nicht ein-gerechnet[26]. Der Zeitaufwand für die Dokumentation der Aufnahme-, Operations-, Ver-laufs- und Entlassungsdaten pro stationären Patient müsse mit 35 Minuten eingerechnet werden. Zusätzliche 30 Minuten müssten für die gesetzlich vorgeschriebene Qualitäts-sicherung eingerechnet werden. Nicht erwähnt wurde der Zeitaufwand, den Kontrollfunk-tionen, Datenbearbeitung sowie Arztbriefdiktate und Korrekturen in Anspruch nehmen.

---

[24] vgl.: Knaup et. al: Gesetzeskonforme Verordnung von Medikamenten in Entlassbriefen: Ein Beitrag zum Qualitätsmanagement im Rahmen einer Integrierten Versorgung, Internet: http://www.egms.de/en/meetings/gmds2005/05gmds438.shtml, 20.07.2006
[25] vgl.: Püschmann/ Haferkamp/ Scheppokat/ Vinz/ Wegner: Vollständigkeit und Qualität der ärztlichen Dokumentation in Krankenakten: Untersuchung zu Krankenunterlagen aus Chirurgie, Orthopädie, Innerer Medizin und Neurologie, On the completeness and quality of medical records, Deutsches Ärzteblatt 103, Ausgabe 3 vom 20.01.2006, Internet: http://www.aerzteblatt.de/v4/archiv/artikel.asp?src=suche&id=49900, 01.08.2006
[26] vgl.: Baller/ Oestereich: Krankenhäuser: DRG-System prägt den Arbeitsalltag, erschienen in: Deutsches Ärzteblatt 102, Ausgabe 44 vom 04.11.2005, Internet: http://www.aerzteblatt.de/v4/archiv/artikel.asp?src=dimdi&id=4894, 12.07.2006

Während in anderen Ländern, die das DRG- System anwenden, von professionellen Dokumentationsassistenten kodiert wird, gilt in Deutschland die Kodierung von Diagnosen und Prozeduren noch in erster Linie als Aufgabe des Arztes. Durchschnittlich benötigt ein Arzt pro Patient 20 bis 30 Minuten, um die Diagnosen und Prozeduren zu kodieren. Dadurch wird die administrative Tätigkeit der Krankenhausärzte deutlich erhöht, es bleibt weniger Zeit für die Patienten.

Betrachtet man nun den nichtärztlichen medizinischen Bereich, so braucht die Stationsleitung allein für die Dienstplanerstellung für einen Monat je nach Umgebungsbedingungen zwei bis zwölf Stunden.

In den meisten Kliniken wird die Pflegedokumentation auf herkömmliche Weise mit Stift und Papier durchgeführt. Gerade bei der Pflegedokumentation lässt sich aber, wie in Abbildung 2 dargestellt, ein großer zeitlicher Unterschied zwischen einer mit PC durchgeführten Dokumentation und einer auf konventionelle Weise per Hand durchgeführten Dokumentation feststellen. Insgesamt ist eine zeitliche Ersparnis von 45% bzw. 22 Minuten pro Patient und Tag möglich.

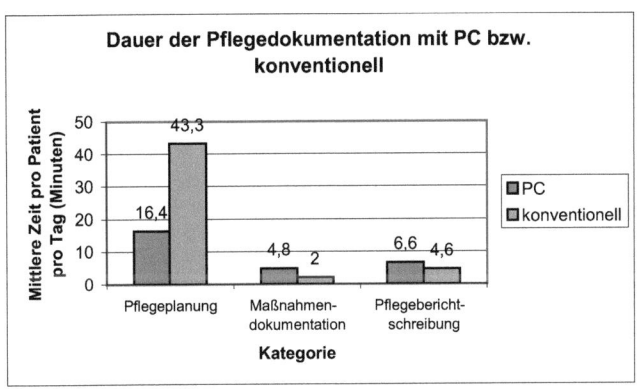

Quelle: Universitätsklinikum Heidelberg

Abbildung 2: Dauer der Pflegedokumentation mit und ohne Computerunterstützung

Die Dokumentation per PC bedarf eventueller Schulung, Übung und auch Akzeptanz, ist aber erheblich schneller durchzuführen.[27] Die herkömmliche Art bedarf pro Patient ungefähr 50 Minuten reine Dokumentationszeit, während die Variante mit dem PC nur 27 Minuten, also knapp die Hälfte der Zeit bedarf.

Zusammenfassend lässt sich sagen, dass nahezu 50% der Arbeitszeit des medizinischen Personals mit administrativen Aufgaben belegt sind. Anders herum betrachtet, bleiben nur

---

[27] vgl.: Häber/ Eichstädter/ Haux: a.a.O.

noch 50% der Arbeitszeit für den Patienten. Es ist anzunehmen, dass durch immer mehr Konkurrenz und den dadurch resultierenden Druck zwischen den Krankenhäusern, der Aufwand für die administrativen Aufgaben weiter steigen wird. Der Patient wird immer weiter in den Hintergrund geraten.

5 Überlegungen/ Lösungsansätze zur Minimierung des administrativen Aufwands des medizinischen Personals

Viele Kliniken haben erkannt, dass der administrative Aufwand mit Einführung der DRG und des Krankenhausentgeltgesetzes enorm gestiegen ist. Es gibt verschiedene Ansätze, welche die unterschiedlichsten Kliniken schon verfolgen, um den vorhandenen administrativen Aufwand für das medizinische Personal so gering wie möglich zu halten.

Hinsichtlich des beschriebenen Ärztemangels in vor allem strukturschwachen Regionen liegt es nahe, neue Assistenzberufe zu schaffen, welche Ärzte und anderes medizinisches Personal unterstützen.[28] Das Personal dieser neu entstehenden Berufsbilder führt administrative Aufgaben, wie z.b. die Organisation des Patientendurchlaufs, die Strukturierung der Arbeitsabläufe sowie die Dokumentations- und Abrechnungsanforderungen durch.[29]

So können im Falle der Dokumentation und Kodierung z.b. Dokumentationsassistenten und Kodierfachkräfte eingestellt werden, welche die administrativen Aufgaben des ärztlichen Personals übernehmen.[30] Zur Unterstützung des medizinischen Personals der Funktionsbereiche und der Stationen können Stationshelfer die administrativen Aufgaben z.b. in Form von Bestellungen des Bedarfs oder Planung des Patientendurchlaufs übernehmen.

Diese Verlagerung der Aufgaben kann aus betriebswirtschaftlicher Sicht als effektiv betrachtet werden. Die produktive Arbeitszeit des medizinischen Personals wird erhöht. Die ärztliche und nichtärztliche medizinische Arbeitkraft ist teuer. Die zunehmende Verwaltungsarbeit wirkt sich negativ auf die Kostenstruktur der Krankenhäuser aus. Auch wird der medizinische Beruf durch abnehmende Bürokratisierung wieder attraktiver.

Um die Mitarbeiter des medizinischen Personals, sowohl des ärztlichen als auch des nichtärztlichen Bereiches, zusätzlich zu entlasten, kann die notwendige Arbeit zur Dokumentation der Behandlung und Pflege durch technische Hilfsmittel erleichtert werden. Z.B. können bereits am Patientenbett alle Eintragungen in entsprechende EDV-Systeme vorgenommen werden. Dies erspart die Erfassung der Daten wie bisher auf Papier und die spätere Eintragung am Computer. So könnte auf die Patientenakte aus Papier in Zukunft verzichtet werden und ein großer Teil der administrativen Arbeit durch Wegfall der „Doppeldokumentation" verringert werden. Ein weiterer positiver Aspekt wäre das Wegfallen von Übertragungsfehlern.

---

[28] vgl.: Baller/ Oestereich: a.a.O.
[29] vgl.: Ochel/ Lippert: Krankenhaus der Zukunft: Visionen der beruflichen Zufriedenheit, Internet: http://www.bdc.de/Bdc/index_level3.jsp?form=Dokumente&documentid=CFB059FB3CBD8 AE1C125709A00544286, 12.07.2006
[30] vgl.: Baller/ Oestereich: a.a.O.

Notwendig hierfür ist die Akzeptanz der Technik - vor allem bei älteren Mitarbeitern. Zusätzliche Zeit könnte man durch die Zusammenfassung verschiedenster Formulare einsparen. Patientendaten, wie Name und Geburtsdatum müssten nicht jedes Mal aufs neue geschrieben und eine Menge Zeit und Papier könnten eingespart werden.

Eine weitere Methode um die administrativen Aufgaben zu minimieren ist darüber hinaus die erfolgreiche Einführung von „Clinical Pathways", sog. Behandlungspfaden. Sie geben stark strukturiert den Vorgang für die Diagnose und Therapie wieder.[31] Sie übernehmen die Ablauforganisation der Behandlung des Patienten. Dadurch können Kommunikations- und Dokumentationsaufwand sinken.[32]

Die Frage ist, ob sich die Krankenhäuser entsprechende Maßnahmen zur Minimierung des administrativen Aufwands leisten können. Die Gelder werden immer knapper und es besteht ein hoher Rationalisierungsbedarf. Ob also Fachkräfte für Organisation und Planung eingestellt und neue Technik angeschafft werden kann, ist somit ungewiss.

Was allerdings, im Hinblick auf den hohen Dokumentationsaufwand erforderlich erscheint, ist, dass die Dokumentationsvorschriften auf Sinnhaftigkeit und Notwendigkeit überprüft werden müssen und die Kostenträger und der MDK nur mit wirklich notwendige Anfragen und Prüfungen die Arbeitszeit des medizinischen Personals belasten.

Auch in Zukunft werden für das medizinische Personal im klinischen Bereich administrative Aufgaben anfallen. Vielleicht lassen sich aber gerade im Bereich der Dokumentation und durch (straffe) Organisation diese Aufgaben reduzieren, so dass wieder mehr Zeit im Umgang mit dem Patienten genutzt werden kann.

---

[31] vgl.: o.V.: Clinical Pathways – Behandlungspfade,
Internet: http://www.medknowledge.de/qualitaetsmanagement/clinical_pathways.htm, 01.08.2006
[32] vgl.: Paeger/ Hellmann (Hrsg.): Klinische Pfade. Konzepte, Umsetzung, Erfahrungen, Landsberg, ecomed, 2002, S.130–160

Literaturverzeichnis

Baller/ Oestereich: Krankenhäuser: DRG-System prägt den Arbeitsalltag, erschienen in:
Deutsches Ärzteblatt 102, Ausgabe 44 vom 04.11.2005, Seite A-3006 / B-2539 / C-
2389,
Internet Seite: http://www.aerzteblatt.de/v4/archiv/artikel.asp?src=dimdi&id =4894
Aufruf: 12.07.2006

Blum/ Müller: Dokumentationsaufwand im Ärztlichen Dienst der Krankenhäuser,
Repräsentativerhebung des Deutschen Krankenhausinstituts,
Internet Seite: http://www.dkgev.de/pdf/175.pdf
Aufruf: 13.07.2006

Gesetz über die Entgelte für voll- und teilstationäre Krankenhausleistungen vom
23.04.2002 (BGBl. 1 S. 1412, 1422), zuletzt geändert durch den Artikel 4 des
Gesetztes vom 29.08.2005 (BGBl. 1 S. 2570)
Internet Seite: http://bundesrecht.juris.de/khentgg/BJNR142200002.html
Aufruf: 31.07.2006

Häber/ Eichstädter/ Haux: Rechnerunterstützte Dienstplanung in der Pflege
Internet Seite: http://www.klinikum.uni-heidelberg.de/fileadmin/pflegebereich/
publikationen / dvd_artike11.pdf
Aufruf: 19.07.2006

Knaup et. al.: Gesetzeskonforme Verordnung von Medikamenten in Entlassbriefen: Ein
Beitrag zum Qualitätsmanagement im Rahmen einer Integrierten Versorgung
Internet Seite: http://www.egms.de/en/meetings/gmds2005/05gmds438.shtml,
Aufruf: 20.07.2006

Kugler et. al.: Betriebswirtschaftslehre der Unternehmung, 5. Auflage, Wuppertal: Europa-
Lehrmittel Verlag, 1976

Lay: Ethik in der Pflege, Ein Lehrbuch für die Aus-, Fort- und Weiterbildung, 1. Auflage,
Hannover: Schlütersche Verlagsgesellschaft, 2004

Leiner/ Gaus/ Haux/ Knaup-Gregori/ Pfeiffer: Medizinische Dokumentation, Grundlagen
einer qualitätsgesicherten integrierten Krankenversorgung, 5. Auflage, Stuttgart:
Schattauer GmbH, 2006

Mahler et. al.: Systematische Evaluation rechnergestützter Pflegedokumentation
Internet Seite: http://www.klinikum.uni-heidelberg.de/fileadmin/pflegebereich/pdf/
systemische_evaluation_rechnergestuetzer_pflegedokumentation.pdf
Aufruf: 21.07.2006

Ochel/ Lippert: Krankenhaus der Zukunft: Visionen der beruflichen Zufriedenheit
Internet Seite: http://www.bdc.de/Bdc/index_level3.jsp?form=Dokumente&
documentid =C FB059FB3CBD8AE1C125709A00544286
Aufruf: 12.07.2006

Olfert/ Rahn: Einführung in die Betriebswirtschaftslehre, 7. Auflage, Ludwigshafen
(Rhein): Friedrich Kiehl Verlag GmbH, 2003

o.V.: Clinical Pathways – Behandlungspfade
Internet Seite: http://www.medknowledge.de/qualitaetsmanagement/
clinical_pathways.htm
Aufruf: 01.08.2006

o.V.: Diagnosis Related Groups
Internet Seite: http://www.aok-bv.de/lexikon/d/index_02142.html
Aufruf: 28.07.2006

o.V.: Fachtagung Arbeitsplatz Krankenhaus, Ausgebrannte Ärzte und der Patient als Feind,
Internet Seite: http://www.mbhessen.de/aktuell/burnout.htm
Aufruf: 12.07.2006

o.V.: Großes Wörterbuch Fremdwörter, München: Compact Verlag, 2004

o.V.: (Muster-) Berufsordnung für die deutschen Ärztinnen und Ärzte
Internet Seite: http://www.bundesaerztekammer.de/30/Berufsordnung/
10Mbo/index.html#B2,
Aufruf: 10.07.2006

o.V.: SGB V Gesetzliche Krankenversicherung, 12. Auflage, München: Deutscher
Taschenbuch Verlag, 2004

o.V.: Statistisches Bundesamt
Internet Seite https://www-genesis.destatis.de/genesis/online/Online;
jsessionid=4F1C55039E29727D6BBA3DA3179E2CF6.tc1?operation=logon&xslo
utput=Hauptmenu&onexception=logon&language=de&KENNUNG=GAST&PASS
WORT=x
Aufruf: 22.07.2006

o.V.: Wörterbuch kaufmännischer Begriffe, Köln: Serges Medien GmbH, 2002

Paeger/ Hellmann (Hrsg.): Klinische Pfade. Konzepte, Umsetzung, Erfahrungen
Landsberg, ecomed, 2002

Püschmann et al.: Vollständigkeit und Qualität der ärztlichen Dokumentation in

    Krankenakten: Untersuchung zu Krankenunterlagen aus Chirurgie, Orthopädie,

    Innerer Medizin und Neurologie, Deutsches Ärzteblatt 103, Ausgabe 3 vom

    20.01.2006, Seite A-121 / B-104 / C-104

    Internet Seite http://www.aerzteblatt.de/v4/archiv/artikel.asp?src=suche&id=49900

    Aufruf: 01.08.2006

Schäffler/ Menche/ Bazlen/ Kommerell (Hrsg.): Pflege Heute, 1.Auflage, München/ Jena:

    Urban & Fischer Verlag, 1997

Semler: Medizinische Dokumentation: Rechtliche Aspekte der digitalen Archivierung

    Deutsches Ärzteblatt 97, Ausgabe 36 vom 08.09.2000

    Internet Seite: http://www.aerzteblatt.de/v4/archiv/artikel.asp?src=suche&id=24107

    Aufruf: 02.08.2006

Siems: Den Ärzten fehlt der Nachwuchs, Hohe Arbeitsbelastung, vergleichsweise geringe

    Bezahlung und schlechte Aufstiegschancen schrecken die Jugend

    Internet Seite: http://www.welt.de/data/2005/11/14/803382.html

    Aufruf: 20.07.2006

Voelker/ Gaedicke/ Graff: Krankenhäuser: Patientenpfade als Ausweg

    Deutsches Ärzteblatt 98, Ausgabe 23 vom 08.06.2001, Seite A-1531 / B-1303 / C-

    1219

    Internet Seite: http://www.aerzteblatt.de/v4/archiv/artikel.asp?src=suche&id

    =27578

    Aufruf: 01.08.2006

Wienke: Organisationsverschulden in Klinik und Praxis: Ärztliche Standards bei

    strukturellen und organisatorischen Veränderungen

    Internet Seite: http://www.egms.de/en/journals/awmf/2006-3/awmf000076.shtml

    Aufruf: 31.07.2006